# ÉTUDE
# SUR LA PRÉTENDUE LYMPHANGITE

## CONSÉCUTIVE

## A L'INDURATION SYPHILITIQUE PRIMITIVE

PAR

### Le Docteur S. KOULNEFF

ORDINATOR DU PROFESSEUR TARNOWSKY

---

*DISSERTATION INAUGURALE*

**A l'Académie impériale militaire de Saint-Pétersbourg**

1888-1889

---

PARIS

IMPRIMERIE DE LA SOCIÉTÉ DE TYPOGRAPHIE

NOIZETTE, DIRECTEUR

8, RUE CAMPAGNE-PREMIÈRE, 8

1889

# ÉTUDE
# SUR LA PRÉTENDUE LYMPHANGITE

## CONSÉCUTIVE

## A L'INDURATION SYPHILITIQUE PRIMITIVE

PAR

## Le Docteur S. KOULNEFF

ORDINATOR DU PROFESSEUR TARNOWSKY

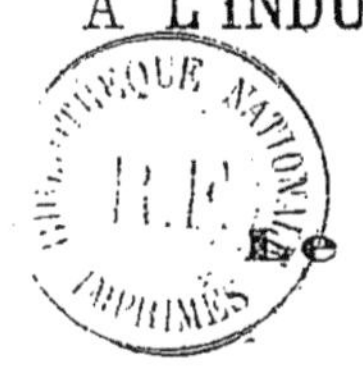

*DISSERTATION INAUGURALE*

A l'Académie impériale militaire de Saint-Pétersbourg

1888-1889

## PARIS

IMPRIMERIE DE LA SOCIÉTÉ DE TYPOGRAPHIE

NOIZETTE, DIRECTEUR

8, RUE CAMPAGNE-PREMIÈRE, 8

1889

# ÉTUDE

# SUR LA PRÉTENDUE LYMPHANGITE

## CONSÉCUTIVE

## A L'INDURATION SYPHILITIQUE PRIMITIVE

Il existe, en médecine, des faits parfaitement établis depuis longtemps par la clinique, mais qui sont encore très discutés par l'anatomie pathologique.

Ainsi, la clinique nous apprend qu'à l'apparition de premières manifestations de la syphilis (la sclérose primitive) on sent bien les cordons indolents, bosselés par place, qui se dirigent vers les ganglions voisins, en cheminant dans le tissu cellulaire sous-cutané sous la peau complètement saine. Mais la question, à savoir quels sont ces vaisseaux pris, n'est pas encore résolue jusqu'à l'heure actuelle.

Pour la plupart des cliniciens le cordon dur ne serait autre chose qu'un vaisseau lymphantique modifié.

Ainsi, encore vers la fin du xviiiᵉ siècle, Sœmering (1) soutenait : « avec l'apparition des ulcérations syphilitiques sur les organes génitaux, ce ne sont pas seulement les ganglions lymphatiques qui sont atteints, mais quelquefois aussi les vaisseaux lymphatiques. Ces derniers se dirigent du gland et du prépuce, le long de la face dorsale du penis, vers les ganglions inguinaux, et on peut facilement les sentir dans le tissu cellulaire sous-cutané. Nous devons considérer cette lymphangite comme des traces laissées sur le chemin parcouru par le poison vénérien, qui a cheminé de l'ulcération primitive, vers les ganglions voisins. Nous sommes du reste disposé de croire, que les cordons durs qu'on sent dans le tissu cellulaire sous-cutané du penis, sont plutôt le résultat des modifications du tissu cellulaire perivasculaire que des

1. Sœmering « De morbis vasorum absorbentium corporis humani 1795.

parois vasculaires elles-mêmes. Bacca Berlinghieri (1), en 1800, disait dans son traité, à propos de cette question, que ce sont les vaisseaux lymphatiques qui sont atteints.

Ricord, ce maître éminent (2), dans ses Lettres sur la syphilis, parues en 1883, donne une description assez détaillée, de la question qui nous préoccupe et décrit de la façon suivante le tableau classique de l'affection :

« Comme dans l'adénopathie aigüe, virulente, symptomatique du chancre non-induré, une lymphangite peut précéder et accompagner l'engorgement ganglionnaire dont il est question. ci, le cordon lymphatique est dur, indolent, quelquefois noueux sur le trajet des valvules ; on peut facilement le soulever et le circonscrire, quand il siège sur la face dorsale de la verge. A la couronne du gland, sous la *conjonctive préputiale*, on trouve des cordons flexueux, serpentants, et pour peu qu'on tende, sur eux, la sémimuqueuse, celle-ci se décolore et les cordons restent blanchâtres, ce qui n'a pas lieu dans les lymphangites inflammatoires. Cet état des vaisseaux lymphatiques, à la suite du chancre induré, pourrait être confondu avec d'autres lésions de ces mêmes vaisseaux, si on n'avait, pour le différencier, le chancre induré d'où les vaisseaux malades émanent et l'affection des ganglions auxquels ils aboutissent. »

Il est à peine possible d'accepter les faits que Ricord avance dans la dernière phrase de cette citation : le cordon qu'on sent se trouve le plus souvent soit vers la racine, soit sur la face dorsale du penis ; mais il est absolument impossible de suivre la direction de ce cordon dans le tissu cellulo-graisseux du pubis, par suite de l'abondance de ce tissu dans cette région.

Dessruelles (1836) (3), discute les opinions émises par les auteurs précédents et il croit à son tour, que ce cordon dur n'est autre chose, qu'une modification pathologique de la veine dorsale du penis.

L'article de Bassereau paru en 1852 (4), présente pour nous un intérêt particulier par sa description clinique, très détaillée, qui

---

1. Bacca Berlinghieri. « Traité des maladies vénériennes » 1800.
2. Ricord « Lettres sur la syphilis, 28 lettres. »
3. Dessruelles. « Traité pratique des maladies vénériennes. » 1836.
4. Bassereau. « Traité des affections de la peau, symptomatiques de la syphilis ».

caractérise ce travail. L'auteur présente des preuves nombreuses pour démontrer que dans cette question il s'agit de vaisseaux lymphatiques.

« La lymphite indurée s'est le plus souvent terminée par résolution. Trois fois cependant je l'ai vue suppurer. La base indurée du chancre se transforma en tumeur phlegmoneuse qui s'ouvrit après un travail inflammatoire très lent. Un liquide moins épais et plus blanc que le pus phlegmoneux s'en écoulait. La plaie resta longtemps fistileuse ; elle était en communication avec l'intérieur du vaisseau lymphatique hypertrophié, comme il était facile de s'en assurer au moyen de la sonde cannelée, qu'on pouvait faire pénétrer jusqu'au pubis, en parcourant le calibre du lymphatique malade qui, dans les trois cas, longeait la face dorsale des corps caverneux. J'ai eu l'occasion de disséquer un de ces vaisseaux fistuleux, chez un sujet qui succomba à une maladie aiguë survenue dans le cours de la syphilis. J'ai pu constater, que l'artère et les veines dorsales du penis étaient dans un état de parfaite intégrité, et que le canal fistuleux n'était qu'un vaisseau lymphatique hypertrophié, à parois dures et épaissies, diminuant de volume vers son extrémité pubienne et allant se perdre dans les ganglions inguinaux droits, tandis que son autre extrémité se terminait dans le tissu qu'avait occupé l'induration de chancre. »

Tout en attribuant une grande importance à la préparation de Bassereau, nous sommes disposés à croire, malgré cette belle démonstration, que ce trajet fistuleux pouvait bien ne pas être dans le vaisseau lymphatique en admettant même que la veine et les artères dorsales étaient normales. Dans le tissu cellulaire qui traverse le cordon, on ne trouve pas que des vaisseaux lymphatiques, nous savons que cette région est riche en veines, présentent la même direction que les vaisseaux lymphatiques.

Enfin, une suppuration peut très bien atteindre les parois des veines et provoquer de cette façon la formation des ulcérations fistuleuses. Ces considérations, croyons-nous, sont suffisantes pour ne pas attribuer de valeur décisive à la préparation de Bassereau (1).

1. Bassereau dit dans cet article, que dans l'espace intercaverneux passent deux veines et une artère. Nous croyons que c'est par une inadvertance que l'auteur avance ce fait. Qui ne sait pas que dans cet espace passent deux artères et une veine?

Biesiadetsky (1) donne une description histologique très détaillée du faisceau vasculaire.

D'après l'auteur, ce vaisseau ne serait autre chose qu'un vaisseau lymphatique modifié. « La lumière du vaisseau, dit-il, est diminuée et occupée par un caillot fibrineux composé de filaments de fibrine contenant de nombreuses cellules lymphoïdes. Les contours de la tunique interne sont peu nets, le tissu est infiltré corpuscules migrateurs. La couche musculaire est épaissie par suite de l'interposition des cellules lymphatiques nombreuses entre les faisceaux musculaires à direction transversale. Les vaisseaux capillaires, qui se dirigent d'une façon oblique et transversale, sont dilatés. La couche externe est modifiée à peine et ce n'est que par place qu'on y trouve des cellules lymphoïdes. Le tissu voisin est normal. Comme les vaisseaux lymphatiques du dos de la verge possèdent, dans leurs parois, des vaisseaux sanguins propres, il en résulte que les modifications n'atteignent pas les tissus voisins qui ne prennent aucune part au processus pathologique. »

Verson (2) nous donne une autre description de la structure du cordon. L'auteur a étudié le cordon induré qui partait de la partie sclérosée de la face dorsale du prépuce en se dirigeant vers la racine de la verge.

« Le vaisseau, dit Verson, s'infiltre d'éléments cellulaires, très variés comme aspect et comme forme. Le tissu qui l'entourait ne présentait des différences notables dans sa structure. Tout près du vaisseau on trouvait, par place, du tissu conjonctif, dont les interstices étaient remplis de corpuscules arrondis. Plus loin, ces cellules changeaient de forme, en devenant dentelées, à longs prolongements, voire même fusiformes. Dans certains endroits on trouvait un véritable tissu réticulé, dans d'autres, le tissu conjonctif présentait une structure plus épaisse, plus serrée. Les vaisseaux sanguins étaient comprimés, leur lumière véritablement rétrécie. Dans la tunique adventice on constatait la présence d'une grande quantité de corpuscules migrateurs. On observe des modifications semblables, dit Verson, dans les

1. Biesadetsky. Sitzungsber d. K. Ak. zu Vien, 1867,
2. Verson Vizchow's Archv. Bd. 45.

tissus atteints de sclérose primitive. Quant à l'épaisseur relative du tissu sclérosé, elle dépend du degré de prolifération du tissu conjonctif. »

Dans cette description de Verson il n'est pas dit que le vaisseau qui passe dans le tissu modifié du cordon est bien le vaisseau lymphatique, comme l'avance l'auteur.

Auspitz et Unna (1), qui ont étudié le tissu du cordon spermatique au point de vue microscopique, sont arrivés à des conclusions tout à fait différentes de celles de Verson.

« Dans le tissu du cordon, disent ces auteurs, il n'est pas facile de distinguer les vaisseaux sanguins et les vaisseaux lymphatiques, car le cordon dur, comme cela se voit dans la sclérose, présente une prolifération notable de tissu conjonctif, qui est infiltré d'une grande quantité de cellules granuleuses. Sur les préparations on observe des intestices, différents comme forme et comme volume, qu'on prendrait pour les espaces lymphatiques ou sur les coupes, pour les orifices des canaux spermatiques. Lorsque ces interstices, qui sont pourvus d'un endothélium véritable, présentent des bords plus nets, on est autorisé à penser qu'on a affaire à des coupes transversales de vaisseaux lymphatiques. On ne voit presque pas de vaisseaux sanguins dans le tissu cellulaire lâche qui se trouve en si grande abondance autour du cordon spermatique.

En supposant à priori, et, d'une façon théorique, continue Auspitz, que le poison syphilitique passe du tissu sclérosé en suivant les vaisseaux lymphatiques, nous avançons une chose qui ne repose pas sur les faits observés, car personne, jusqu'à présent, n'a pu suivre le passage direct du cordon induré dans les ganglions lymphatiques engorgés. Nous pouvons encore ajouter que les ganglions lymphatiques sont presque toujours engorgés, au moment de l'apparition de l'induration, tandis que la présence du cordon induré est un phénomène qu'on observe très rarement. Nous croyons que le cordon induré est le résultat de la propagation de la sclérose le long du tissu conjonctif contenant des vaisseaux. »

Neimann (2), en décrivant en 1885 ce cordon, ne le considère

<hr>

1. Auspitz et Unna Viertelj. f. Dermatol et syphylis, 1877.
2. Neumann Viertel jahreschrift f. Dermatol und. Syphilis, 1885.

autrement que comme un vaisseau lymphatique modifié.

« J'ai eu l'occasion, dit cet auteur, d'examiner un cordon induré (qui accompagne ordinairement l'accident syphilitique primaire) sur les parois duquel s'est développé un petit bubon. Pour s'assurer que dans ce cordon nous avions affaire à un vaisseau et non pas à un simple faisceau de tissu conjonctif, le bubon fut ouvert, et par l'ouverture on a introduit un crin le long du cordon. Les coupes transversales de la préparation faite plus tard, nous ont montré d'une façon évidente, qu'il s'agissait ici d'un vaisseau dont les parois étaient infiltrées des éléments cellulaires et dont la lumière était tapissée d'un endothélium.

Sur la série de préparations on pouvait se convaincre facilement que les modifications atteignent, non seulement les parois du vaisseau, mais que la lumière du vaisseau elle-même était également bouchée de cellules de nouvelle formation, provenant de l'endothélium proliféré. Les artères et la veine dorsales étaient normales. Ces faits, continue l'auteur, tranchent complètement cette question si débattue et nous forcent de ne voir dans ce cordon pathologique que les modifications d'un seul vaisseau lymphatique, modifications qui consistent en un épaississement du vaisseau avec obturation de sa lumière, sans que pour cela le vaisseau prenne part au processus pathologique qui se passe dans le tissu conjonctif ambiant. »

Il se dégage, croyons-nous, de la description de Neimann, un fait indéniable, c'est que dans ce fait de cordon induré il s'agit d'un vaisseau, mais on avouera qu'il n'en résulte pas du tout que ce vaisseau doit être un vaisseau lymphatique, ce dont l'auteur essaye de nous convaincre. Neimann ne nous présente aucun fait pouvant nous permettre d'affirmer qu'il s'agit bien d'un vaisseau lymphatique et d'écarter toute idée d'affection d'un autre vaisseau, d'une veine par exemple.

Sallé (1), élève du professeur Fournier, a également étudié la lymphangite dans sa dissertation inaugurale. Malheureusement, cet auteur n'a pas présenté des faits permettant la solution de cette question.

1. Essai sur quelques altérations des vaisseaux lymphatiques dans le cours de la syphilis, thèse. Paris, 1884.

Les préparations macroscopiques faites par Fournier (1), Jullien (2), Finger (3), et les descriptions cliniques de ce cordon, données par Lancereaux (4), Tarnovsky (5), Leloir (6), ne permettent pas de donner une solution définitive de cette question.

Le Dr Vvedensky (7) a soulevé de nouveau cette question du lymphangite syphilitique au sein de la société russe de syphiliologie et de dermalogie, mais les discussions n'ont pu aboutir faute de préparations microscopiques.

Récemment, le Dr Lange (8), à la séance de la société des médecins de Vienne, au mois de décembre 1888, a examiné les différentes voies de propagation que suit le poison syphilitique en partant du foyer primitif.

L'auteur pense que ces voies sont au nombre de trois: la première est constituée par les vaisseaux lymphatiques, la seconde, par les vaisseaux sanguins ; quant à la troisième, Lange est d'avis que le poison peut se propager dans le tissu, en se servant comme moyens de transport, de cellules migratrices qui circulent dans les interstices du tissu conjonctif. Malheureusement, l'auteur n'aborde pas la question du cordon, au point de vue histologique.

Nous voyons donc qu'il existe parmi les auteurs des divergences notables sur la question de la lymphangite qui accompagne l'induration syphilitique primaire.

D'après le conseil de M. le professeur Tarnovsky nous nous sommes décidé d'entreprendre de nouvelles recherches sur cette question et d'en faire le sujet de notre thèse inaugurale. Sur toute une série des préparations provenant des malades qui pré-

1. Leçons cliniques sur la syphilis, 1881.
2. Traité pratique des maladies vénériennes, 1886,
3 Allgeimeine Wiener med. Zeitung, 1886.
4. Traité des maladies syphilitiques, traduc. sous la dir. du prof. Tarnovsky, 1877.
5. Les commentaires des leçons du prof. Lancereaux, 1877.
6. Leçons sur la syphilis. trad. Dr Fedotoff, 1887.
7. Les comptes-rendus de la société russe de syphilologie et dermatologie, 1883. 86, **IV.**
8. Lange. Wege und Wandlungen des syphilis contagiums und Bemerkungenzur syphilis herapie. Le rapport lu à la société des médecins de Vienne 3 décembre 1888, art. Der Viener med. Presse.

sentaient des manifestations différentes de la syphilis récente, nous avons pu suivre la marche du processus pathologique, dès son début lorsque le cordon induré est aperçu pour la première fois par le malade, jusqu'au moment où le cordon devient à peine perceptible par le toucher. Il résulte de ces préparations que nous présentons plus loin, que nous devons considérer l'évolution et le développement du tissu du cordon comme le résultat de l'inflammation du vaisseau, d'abord, du tissu conjonctif voisin, ensuite. Mais il n'est pas très facile de répondre à cette question, à savoir quel est le vaisseau qui est atteint : Est-ce un vaisseau lymphatique comme paraissent l'affirmer les cliniciens ou bien est-ce peut-être une veine?

La difficulté principale pour trancher cette question consiste en ceci : que nous ne connaissons pas bien les différences qui existent dans la structure des vaisseaux (lymphatiques et veines) de cette région. Car il faut avouer que les descriptions détaillées que nous possédons ne nous permettent pas de trancher cette question d'une façon définitive. Voilà par exemple, ce que Cornil et Ranvier (1) disent à ce sujet :

« Les trois tuniques que l'on admet généralement dans les veines sont beaucoup moins bien limitées que celles des artères. De plus, des veines de même calibre prises dans des régions différentes du corps ne possèdent pas la même structure, en ce sens, que les éléments musculaires et élastiques n'y présentent ni la même disposition, ni la même épaisseur.

La tunique interne des veines est tapissée de cellules endothéliales plates, polygonales et plus courtes, que celles des artères. La tunique interne proprement dite est composée de cellules plates séparées par une substance fibrillaire.

La tunique moyenne commence par des fibres ou des lames élastiques circulaires, et de ce premier plan élastique partent des fibres qui forment un réseau. Dans ce réseau, sont disposées des fibres musculaires lisses et des faisceaux du tissu conjonctif.

Les fibres musculaires ont dans la tunique moyenne, une direction longitudinale ou transversale différente suivant les vaisseaux que l'on considère.

1. Cornil et Ranvier, Manuel de l'histologie pathologique trad. Cholmsky 1882 1 p.

La structure des troncs et des vaisseaux lymphatiques est semblable à celle des veines de même calibre. On leur décrit aussi trois tuniques, une adventice, une moyenne musculaire et une interne extrêmement mince, tapissée de cellules endothéliales. »

On peut très bien voir d'après cette description jusqu'à quel point il est difficile de distinguer un vaisseau lymphatique d'une veine.

Schtriker (1) dit à peu près la même chose en parlant de la structure des vaisseaux. « La gaine celluleuse des veines, dit-il, est formée par des cellules polygonales et fusiformes qui, bien que plus courtes, que les éléments correspondants des artères, sont en revanche plus larges que ces dernières. La couche élastique interne est située aussi bien dans les veines que dans les artères sous la couche endothéliale, et est bien plus marquée dans les petits vaisseaux. Cette tunique a l'aspect d'un réseau très fin, friable, dans lequel prédominent les faisceaux longitudinaux.

Entre cette tunique et l'endolhélium se trouve la couche de faisceaux longitudinaux beaucoup plus marquée dans les artères que dans les veines. Quant à la couche musculaire des parois des veines, on peut constater, sous ce rapport, des différences notables : il existe des veines qui ont une couche musculaire bien distincte, et d'autres qui n'en ont pas du tout. La tunique adventice est composée, comme dans les artères, de faisceaux fibreux qui affectent principalement la direction longitudinale.

Dans quelques veines, cette couche contient en même temps des faisceaux musculaires. Les parois des veines lymphatiques présentent une structure qui est presque la même que celle des vaisseaux sanguins. On voit d'abord la tunique interne, riche en fibres élastiques et possédant une seule couche d'endothélium, pavimeteux ; vient ensuite la couche médiane, composée exclusivement d'éléments musculaires dont la direction est nettement transversale par rapport à celle du vaisseau, et finalement la tunique adventice qui est constituée par du tissu conjonctif lâche. »

Il résulte de cette description de vaisseaux lymphatiques et des veines qu'il existe entre ces vaisseaux une telle ressemblance au

_______________

1. Schtriker, Manuel pour l'étude du tissu humain et animal tr. de l'allem. sous la dir. Zavorikine, 1883.

point de vue de la structure, que sur des préparations microscopiques il serait facile de prendre un vaisseau pour un autre.

Pour nous rendre compte jusqu'où va cette ressemblance et pour voir s'il n'existe pas de détails fins dans la structure des vaisseaux, de la région de la face dorsale de la verge permettant de distinguer les différents vaisseaux, nous avons fait des injections sur des cadavres, aussi bien dans les vaisseaux que dans le tissu lui-même.

Pour injecter des vaisseaux lymphatiques nous nous sommes servi de mercure, pour les veines de la cire colorée avec du bleu de Prusse (méthode employée au laboratoire du professeur d'anatomie à l'Académie de médecine militaire à Saint-Petersbourg, Taronetky, pour les vaisseaux); quant aux injections dans l'intérieur des tissus, nous les faisions à l'aide d'une solution de gélatine (1).

Pour injecter le mercure dans les veines du sujet nous avons procédé d'après la méthode de Sappey, décrite dans son Traité d'anatomie. — Après avoir rempli l'entonnoir et fait passer le mercure tout le long du tube, l'aiguille était introduite dans le tissu cellulaire sous-cutané qui se gonflait en quelque sorte, une fois que le mercure était arrivé dans les interstices du tissu.

Aussitôt que l'aiguille pénétrait dans la lumière d'un vaisseau lymphatique, le mercure remplissait le vaisseau et arrivait non seulement jusqu'au ganglion lymphatique, mais pénétrait dans le tissu du ganglion lui-même (2).

Grâce à cette méthode nous avons pu obtenir deux préparations fort belles, qui montraient non seulement la direction du vaisseau lymphatique, mais aussi ses rapports avec la veine

1. Voici comment on prépare la solution de gélatine : on prend des morceaux de gélatine française pure, on la met pendant une demi-heure dans de l'eau distillée ; quand la masse est suffisamment ramollie et gonflée, on la met dans un verre qui plongé, sur un morceau de liège, dans un bain-marie chauffé tout le temps à l'aide d'une lampe à alcool ; au bout d'une heure la masse gélatineuse est ransformée en un liquide épais, qu'on filtre à travers un linge neuf. On rempli, ensuite une simple seringue de Pravatz, qu'on enfonce rapidement dans le tissu sous-cutané et, en pressant le piston d'une façon douce et régulière, on arrive à faire pénétrer le liquide dans le tissu et dans les interstices cellulaires. Jusqu'au moment de l'injection la verge reste enveloppée dans des compresses trempées dans l'eau chaude. Au bout d'une heure la gélatine durcit et on peut faire des coupes de peau avec le tissu cellulaire sous-cutané. Sur quelques préparations, injectées de cette façon les veines injectées à la gélatine étaient colorées à l'encre de Chine.

2. Sappey. Traité d'anatomie descriptive.

sous–cutanée (la veine était injecté à la cire.) (1)De petites parties
de vaisseaux  injectés de  cette façon, furent, après durcissement
dans l'alcool absolu,  colorées  au picro-carmin et les coupes
montées  dans  de  la  photoxyline.  Les  préparations  de  tissus
étaient faites de la même façon.

Sur une série de coupes ainsi préparées, nous avons pu obser-
ver certains  détails  de  structure des  vaisseaux  lymphatiques et
des  veines,  ainsi  que  leurs  rapports  avec  le  tissu  voisin.

Voici  les  particularités que  nous  avons  observées : les  parois  des  vaisseaux  lymphatiques  sont  bien  plus  minces  et  très
pauvres en éléments musculaires ; leur tunique musculaire consiste  en  une  ou  deux  couches  de  cellules  musculaires dont la
direction est nettement circulaire par rapport à celle du vaisseau.
La tunique adventice est riche en fibres élastiques et les faisceaux
de tissu conjonctif se confondent, avec le tissu voisin à tel point,
qu'il est impossible de distinguer les limites du vaisseau ; le tissu
qui  compose la  tunique  adventice  se confond  progressivement
et insensiblement avec les faisceaux du tissu conjonctif qui l'entoure. Les parois des veines sont plus épaisses. Sans parler de la
membrane  cellulaire,  la  tunique  interne  renferme  encore  une
couche  sous-endothéliale  formée de tissu conjonctif, auquel se
mêlent  des  fibres élastiques.  Les  faisceaux  musculaires  de la
couche moyenne affectent trois directions : oblique, longitudinale
et transversale,  par rapport à la  direction  du  vaisseau ; mais il
faut que les fibres circulaires y prédominent. La couche adventice
est composée de fibres élastiques ; par place on y trouve  encore
des faisceaux musculaires. Les limites de  cette couche sont bien
nettement séparées du tissu, qui l'entoure.

Il résulte donc de nos recherches, que la différence principale,
essentielle dans  la  structure  des veines  et  des  vaisseaux lymphatiques, là se  trouve dans la  structure respective  de tunique
musculaire qui est plus  mince dans les vaisseaux lymphatiques, et
ne se compose que d'une ou de deux couches de fibres circulaires
tandis que les faisceaux musculaires des veines  présentent trois
directions différentes.

En nous basant  sur ce fait nous sommes autorisé  d'admettre

1. Les préparations  étaient  présentées à  la société Syphil. et Dermatol. russe
en avril de l'année 1888.

que le vaisseau qui traverse le centre du cordon et qu'on sent
au toucher dans l'induration syphilitique primitive par sa structure se rapproche bien plus d'une veine, que d'un vaisseau lymphatique. La description des préparations microscopiques du
cordon que nous donnons plus bas permet de voir jusqu'à quel
point la tunique musculaire du cordon induré est riche en faisceaux musculaires à trois directions différentes. Or, nous savons
que ce fait n'existe pas pour les parois des vaisseaux lymphatiques. Nous considérons donc le cordon lui-même, comme le
résultat de l'inflammation d'une veine (endophlébite) et du tissu
cellulaire qui l'entoure. Mais avant d'aborder le sujet de nos
recherches, nous croyons devoir dire quelques mots de l'opinion
que MM. Auspitz et Unna admettent, d'après la préparation de
Besiadetzky, que c'est la veine dorsale de la verge qui est atteinte
de processus inflammatoire.

Il est absolument impossible d'adopter cette assertion, surtout
lorsqu'on voudra bien se rapporter à la topographie anatomique
de cette région. Le cordon, qu'on aperçoit seul, se trouve immé-
diatement sous la peau dans la couche cellulo-graisseuse du tissu
conjonctif sous-cutané, très mobile dans cet endroit. Quant à la
veine dorsale, elle est située dans la troisième couche sous la
membrane fibreuse du pénis et longe le sillon formé par les corps
caverneux. Par conséquent, s'il y a une veine qui est atteinte au
moment de l'apparition du chancre induré, cette veine n'est pas
en tout cas la veine dorsale de la verge mais bien la veine sous-
cutanée, qui passe ordinairement dans le tissu cellulaire de la
face dorsale de la verge, mais quelquefois aussi sur une des faces
latérales en se dirigeant vers la racine de l'organe pour se jeter
dans la veine honteuse externe ou dans les veines superficielles
de l'abdomen. Il nous reste encore à dire quelques mots sur la
façon dont nous traitons les préparations.

Les tissus frais étaient d'abord mis, pendant un certain temps,
dans le liquide de Fleming et ensuite dans l'alcool absolu;
d'autres fois, on les plongeait dans le liquide de Müller et on les
faisait durcir ensuite dans l'alcool. Les préparations étaient généralement colorées au carmin, pour être ensuite montées dans une
solutions de photoxyline.

Quelques préparations étaient soumises à une double coloration au carmin d'abord, à l'éosine en solution, acqueuse ensuite. Nous avons fait tantôt des coupes transversales, tantôt longitudinales. Ces dernières sont moins réussies, car l'infiltration du tissu cordon n'étant pas uniforme, il est très difficile de placer la préparation de façon à obtenir des coupes parallèles à l'axe du vaisseau.

## OBSERVATION Iʳᵉ

T., soldat à l'hôpilal de la clinique, âgé de 30 ans, s'est aperçu, en décembre 1888, qu'il avait sur la face interne du prépuce une érosion survenue trois semaines après le coït. L'érosion en s'étendant devint dure, les glandes de l'aine droite s'engorgèrent; et-le malade se décida alors d'entrer à la clinique du professeur Tarnowsky.

*Etat actuel.* A l'examen de la région malade, on aperçoit sur la face interne du prépuce, une ulcération circulaire superficielle de dimension d'une pièce de 50 centimes; le centre est couvert d'un detritus jaune grisâtre visqueux, les bords sont nettement limités par une auréole couleur rouge-cerise, le fond de l'ulcération donne au toucher la sensation parcheminée caractéristique. A un centimètre et demi des bords de l'ulcération on sent, dans le tissu cellulaire de la face dorsale du pénis, un cordon de grosseur d'une plume d'oie, non douloureux, de consistance cartilagineuse. Ce cordon peut être suivi jusqu'à la symphise où il se perd dans le tissu cellulaire de la région pubienne. La peau n'est pas modifiée et peut être facilement soulevée en plis. Les ganglions inguinaux droits sont augmentés de volume, durs et indolores.

Avec le consentement du malade, on excise une partie du cordon sur une étendue d'un demi-centimètre. Il n'y a pas eu de complications et la plaie s'est réunie par la première intention. Quant à l'infiltration qui s'est produite à l'endroit où fut faite l'incision, elle se résorba graduellement et disparut au bout de deux mois. La partie excisée était dure, de couleur grise; on ne distinguait pas sur la coupe transversale la lumière du vaisseau.

*Examen microscopique*

*A*. Le centre du cordon, correspondant à la lumière de la veine, est rempli d'une masse granuleuse colorée à l'éosine où l'on voit une quantité de noyaux homogènes vivement colorés et de dimensions différentes ; par place, on rencontre des globules rouges.

*B*. La masse granuleuse est entourée d'un anneau irrégulier, incomplet, qui par place, à de rares exceptions près, se compose d'une seule couche de cellules homogènes faiblement colorées au carmin. Presque toutes les cellules contiennent un grand noyau arrondi, presque homogène, à contours nettement limités ; sur quelques préparations on peut constater par place que ces noyaux contiennent des granulations volumineuses. Nous croyons que cette zone homogène n'est autre chose que l'endothélium des vaisseaux ayant subi la dégénérescence hyaline.

*C*. Plus en dehors, on trouve une autre couche dont l'épaisseur mesure à peu près le diamètre de la masse centrale. Cette couche se compose d'un réseau fibreux assez développé, fortement coloré à l'éosine, et contient des granulations mais fort peu d'éléments cellulaires. On trouve dans certains endroits de cette couche des faisceaux fibreux parfaitement développés et des fibres élastiques contenant des globules rouges. La face externe de cette zone est infiltrée dans une grande partie de sa circonférence, de nombreuses cellules allongées possédant un petit noyau rond ovale ou quadrangulaire. Dans les endroits où l'endothélium, comme nous avons vu, présente des lacunes, cette couche se confond avec la masse centrale granuleuse. A quelques exceptions près, la limite externe de cette couche est figurée par une ligne presque circulaire.

*D*. Vient ensuite une nouvelle zone, de même épaisseur que la couche précédente et composée de cellules, très serrées, ordinairement polygonales, ovoïdes seulement dans quelques endroits ; par place, le protoplasma bien coloré qui presque partout est granuleux.

Les cellules de cette couche sont disposées de telle façon que les cellules volumineuses occupent la face externe de la zone, et les cellules de petite dimension la face interne.

*E*. La couche suivante se présente sous forme d'un anneau régulier, formé de fibres musculaires lisses en bâton à noyaux caractéristiques. Ces fibres sont tantôt longitudinales, tantôt transversales, par rapport à la direction du vaisseau, les dernières en plus grande quantité que les premières. Cette couche correspond au bord du champ de la préparation (Hartnack 3/7).

*G*. La zone la plus extérieure est composée d'un tissu conjonctif lâche dont les mailles sont remplies de cellules épithélioïdes, identiques à celles que nous avons signalées dans la couche située en dehors de la tunique musculaire.

*F*. Encore plus loin, tout à fait vers la périphérie on trouve un tissu conjonctif dense composé de faisceaux épais contenant des éléments cellulaires.

Nous voyons donc que dans ce tableau (voy. tabl. 1) nous avons en *A*, le thrombus, en *B*, la zone de la dégénérescence hyaline de l'endothélium ; *C* et *D* présentent le tissu de la tunique interne, qui est tellement infiltré de cellules épithélioïdes que les couches externes ne sont composées que d'éléments cellulaires. En *E*, nous avons la zone musculaire de la tunique moyenne ; en *G*, la tunique externe infiltrée et enfin en *F*, le tissu cellulaire, qui l'entoure. Il nous reste à dire à présent quelques mots sur les particularités, qu'on remarque sur les différentes coupes. Ainsi dans certains endroits, le tissu de la tunique moyenne présente des lacunes et de cette façon le tissu de la tunique interne s'adosse à l'adventice. Dans ces points, les faisceaux musculaires sont notablement écarté par des cellules épithélioïdes, ce qui détruit en quelque sorte la continuité et l'intégrité de la tunique moyenne. En outre, dans ces sortes de points formées par des cellules, on rencontre souvent des capillaires contenant une seule couche de globules sanguins. Les capillaires traversent toute l'épaisseur de la couche externe infiltrée de la tunique interne et, exceptionnellement, arrivent jusqu'à la zone interne de la couche. A la périphérie du vaisseau on trouve des faisceaux compacts de tissu conjonctif, dont les interstices sont tantôt remplis d'un réseau de fibrine, tantôt abondamment infiltrés de petites cellules, qui formées de transition, se rapprochent graduellement des cellules ovales fusiformes, voire même plates, du tissu conjonctif. Ce fond général du tableau est dans certains points, interrompu par la coupe des vaisseaux autour desquels une agglomération considérable de mêmes cellules artères sont vides, mais en revanche les veines sont bondées de globules rouges.

Sur quelques coupes on observe entre les fibres de tissu conjonctif des traces peu nettes d'hémorrhagies, se présentant sous formé de lignes entrecroiséees dans tous les sens et composées de séries de globules rouges.

Il résulte de cette description, que dans le tissu du cordon, ce qui est primitivement atteint est la veine dont la tunique interne présentent les modifications les plus nettes et les plus considérables : son tissu se vascularise, devient infiltré d'éléments granuleux qui s'amassent en couches épaisses à la périphérie de la tunique, entre elle et la tunique musculaire.

La dégénérescence hyaline envahit l'endothélium de la veine ; la lumière du vaisseau s'oblitère par thrombose. Peu à peu le processus attaque les autres tuniques du vaisseau et les tissus voisins, processus caractérisé par l'infiltration abondante d'éléments cellulaires, ayant une tendance notable de se transformer en des éléments jeunes du tissu conjonctif.

## OBSERVATION II.

N..., paysan du gouvernement de Jaroslaw, s'est aperçu vers la fin du mois de septembre 1887 d'une petite ulcération survenue un mois après le dernier coït et siégeant sur les organes génitaux. Il entre vers le 15 octobre à la clinique du professeur Tarnowsky. État actuel : chancre induré du prépuce, phimosis. Dans l'aine gauche on constate la présence d'un paquet de ganglions engorgés, durs. Dans le tissu cellulaire de la face latérale gauche de la verge, on sent un cordon dur, peu douloureux, ayant l'épaisseur d'un crayon. Ce cordon commence tout près de la périphérie du chancre, suit d'abord la face latérale des corps caverneux, passe ensuite sur le milieu de la verge, dont il longe la face dorsale, en se dirigeant vers la région pubienne et on ne peut plus le sentir au milieu du tissu cellulo-adipeux très abondant à ce niveau. Pas de troubles généraux. Au mois de novembre on constate sur le tronc l'apparition d'une éruption de syphilides papuleuses.

*Examen microscopique*

On constate sur des coupes que le cordon excisé se compose de deux cordons plus petits, mais relativement assez volumineux, cordons qui se distinguent nettement du tissu voisin par une coloration, relativement moins intense et par une transparence plus grande, lorsque les préparations sont à un faible grossissement. A un grossissement plus fort (Hartnack 3/7) il devient difficile de distinguer les limites des cordons. Leurs tissus se composent de faisceaux de tissu conjonctif de formes différentes, lâche, fortement infiltré d'éléments cellulaires, affectant de préférence la forme d'étoiles, et dans ce cas les cellules possèdent un gros noyau arrondi, situé au milieu d'un protoplasma granuleux. Sur quelques préparations on distingue nettement, au centre du cordon, la coupe transversale de la veine, dont la tunique médiane, bien caractéristique, composée de fibres musculaires lisses à direction longitudinale oblique et concentrique, forme sur la préparation un cercle absolument régulier. La couche interne se transforme progressivement en un tissu conjonctif assez lâche et peu infiltré de cellules.

Le centre du vaisseau est presque complètement occupé par un amas compact de cellules de formes variées. Les tuniques adventice et moyenne de la veine présentent la même infiltration cellulaire, à un degré beaucoup moindre.

A la périphérie de ces petits cordons on observe des agglomérations considérables de cellules qui sont situées tantôt autour des vaisseaux dilatés, en forme de couches concentriques, tantôt entre les faisceaux de tissu conjonctif sous forme de bandes à directions différentes. On peut suivre sur les préparations la transformation progressive de ces cellules de nouvelle formation, les éléments jeunes arrondis se transformant graduellement en cellules plates du tissu conjonctif.

Nous voyons donc que, dans ce cas, dans le tissu du cordon ce n'est pas seulement la veine qui est modifiée, mais que l'inflammation atteint également le tissu conjonctif périvasculaire.

## Observation III

T..., paysan du gouvernement de Pskôw, agé de quarante ans s'est aperçu, au mois de janvier 1887, d'une ulcération siégeant sur les organes génitaux, et suivie au bout de quelque temps d'un gonflement des ganglions inguinaux. Au mois de février il entra dans le service du professeur Tarnowsky.

Etat actuel : Il existe sur la peau du prépuce une vaste ulcération couverte d'une sécrétion jaunâtre huileuse. Le fond de l'ulcération présente une induration cartilagineuse. Un petit cordon bosselé indolore se dirige de la périphérie du chancre vers la symphise, en cheminant dans le tissu cellulaire sous-cutané, jusqu'au symphis et ne tarde pas à se perdre dans le tissu cellulo-adipeux de la régions pubienne.

Le cordon, de consistance dure, présente sur son trajet des renflements au nombre de trois. La peau est saine ; pléiade ganglionnaire dans les aines ; roséole syphilitique sur le corps. Angine érythémateuse. Avec le consentement du malade, une partie du cordon est excisée et la plaie se réunit par première intention. Après six injections intramusculaire de calomel, à la dose d'un gramme (gr. j.) toutes les manifestations syphilitiques ont disparu et le malade a pu quitter le service au bout d'un mois et demi.

### Examen microscopique

Sur les coupes, on voit au centre du cordon, la veine très distincte avec sa couche musculaire épaisse, bien conservée, où les fibres circulaire prédominent. Tout ce qui est situé en dehors de la tunique musculaire présente, à un faible grossissement, une masse, composée exclusivement de petits éléments cellulaires arrondis. Des cellules semblables, seulement un peu plus volumineuses, pénètrent dans l'adventice et forment autour de la tunique moyenne, un anneau compact bien marqué. A un grossissement plus fort on voit que la masse centrale se compose en quelque sorte de foyers situés l'un près de l'autre entre lesquels passent des fibrilles de tissus conjonctif et élastique. Ces fibrilles affectent la direction des rayons ou des secteurs ; quelquefois elles sont accompagnées, par place, de petites ramifications vasculeuses. Les foyers même ne se composent que d'un amas compact de petites cellules arrondies, rarement ovoïdes, à noyau rond, bien distinct. Les cellules, qui s'accumulent à la périphérie, c'est-à-dire plus près de la tunique musculaire, sont beaucoup plus grandes et de forme plus allongée.

Cette transformation de petites cellules de la première catégorie en plus grandes de la seconde se fait progressivement. Sur une des coupes nous avons observé, dans cette couche, la coupe transversale d'un vaisseau qui ne possédait que la paroi endothéliale. Dans la lumière rétrécie, à peine perceptible de la veine, on trouve environ six globules rouges. Sur deux préparations, entre la tunique moyenne et la couche cellulaire que nous venons de décrire, en la considérant comme une tunique interne modifiée, se trouve une large zone composée en partie de tissu conjonctif, en partie de tissu élastique, qui, sans former un anneau régulier, pénètre sous forme d'épaississement sémilunaire dans la masse composée de beaucoup cellules ; nous considérons cette bande centrale moins infiltrée de jeunes éléments cellulaires ronds, que comme étant la valvule d'une veine. Le cordon, que nous venons de décrire présente encore cette particularité, que sur quelques préparations on trouve la coupe de deux veines, dont une présente un diamètre moins considérable que l'autre. D'après la seconde veine on constate les mêmes modifications que dans la première, seulement, sa couche musculaire présente une structure tellement serrée, qu'il est difficile de reconnaître la veine. Cependant nous croyons que ce vaisseau n'était autre chose qu'une branche veineuse collatérale du tronc principal de la tunique moyenne, parce que les segments présentaient les trois couches de faisceaux musculaires et que sur une série de préparations on pouvait suivre la réunion de ces deux vaisseaux. La tunique externe et musculaire des veines présente les mêmes amas cellulaires. Quant aux modifications du tissu périvasculaire qu'on constate dans quelques endroits, elles n'offrent pas le même caractère d'infiltration diffuse. Au contraire les cellules s'entassent par groupes disséminés qui s'anastomosent dans beaucoup d'endroits, avec des bandes de cellules. Les éléments cellulaires présentent des formes extrêmement variées ; on rencontre de petites cellules rondes, avoïdes, fusiformes et même des corpuscules plats de tissu conjonctif complètement développés. Les petites veines sont dilatées et contiennent des corpuscules sanguins. Les artères sont vides.

Nous voyons donc d'après cette description, que dans le tissu du cordon ce qui est atteint est la veine, dont la tunique interne a subi les modification, les plus marquées.

## OBSERVATION IV

N..., soldat en retraite, âgé de quarante ans, est atteint au mois de février 1887 d'un chancre dur, et il entre au mois de mars à la clinique du professeur Tarnowsky.

Etat actuel, ulcération phagédénique diffuse à la période de réparation. On sent par le toucher, près de la racine de la verge, dans le tissu cellulaire sous-cutané, un cordon dur, indolent, d'un centimètre de longueur et de la grosseur d'un crayon, et qui se dirige en forme d'arc, vers les ganglions inguinaux droits, mais se perd dans le tissu cellulo-adipeux du pubis avant de les atteindre. Pléiades ganglionnaires dans les aines. Eruption de syphilides puleuses sur tout le corps. Avec le consentement du malade une partie du cordon sur une longueur d'un demi-centimètre est excisée près de la racine de la verge.

### *Examen microscopique.*

Sur les coupes transversales du cordon on voit un tissu conjonctif fibreux infiltré par place d'éléments cellulaires ronds, et traversé par quatre vaisseaux assez volumineux. La disposition des éléments musculaires dans la tunique moyenne, présentant trois couches à direction différente avec prédominance de la couche circulaire, nous montre que ces vaisseaux sont des veines. On observe dans leurs parois des modifications très marquées. La couche externe infiltrée de cellules de différentes formes se distingue nettement par sa disposition circulaire du tissu conjonctif voisin, relativement très peu modifié. Les cellules sont pour la plupart arrondies, mais dans certains points on en rencontre des fusiformes à gros noyaux et un protoplasma granuleux. On retrouve la même infiltration dans la tunique musculaire dont le tissu, sur quelques préparations, est traversé de capillaires contenant des globules rouges. En dedans de la tu-

nique musculaire se trouve une couche épaisse de tissu conjonctif jeune, constitué par des cellules fusiformes, très serrées les
unes contre les autres et entourées de fibrilles très fines et d'une
ténuité excessive, entre lesquelles on aperçoit la coupe transversale et longitudinale du capillaire. Dans ce tissu, on rencontre
des fentes de volume et de forme différents, tapissées de grosses
cellules endothéliales, et contenant des corpuscules sanguins.
Nous considérons ces fentes comme des orifices du vaisseau,
récemment formés; on les observe à différentes distances de la
couche musculaire et occupant sur quelques coupes le centre
même du vaisseau. Entre ces orifices passent des faisceaux très
fins de tissu conjonctif jeune. Lorsque l'orifice se trouve près de
la tunique musculaire et se présente sous forme d'un croissant,
la masse centrale composée de tissu conjonctif jeune se confond
avec le tissu de la tunique interne en formant une sorte de
pont. Autour des vaisseaux ainsi modifiés, parmi les faisceaux
de tissu conjonctif, se trouvent des amas plus ou moins considérables d'éléments granuleux de diverses formes, qui en-
tourent le plus souvent les veines dilatées. Ce qui frappe le plus
dans plusieurs préparations, ce sont les hémorrhagies abondantes dont le centre est traversé par la coupe transversale des
vaisseaux. Le long, et tout autour des faisceaux nerveux et musculaires, situés entre les fibres du tissu conjonctif, on rencontre
des infiltrations abondantes aux périodes différentes de leur développement. D'après l'aspect général du tissu du cordon, que
nous venons de décrire, on peut dire que ce tissu se trouve à la
période de l'organisation du thrombus. Le vaisseau devient
libre et reprend sa lumière normale. Le tissu de la tunique interne s'épaissit considérablement et se compose du jeune tissu
conjonctif, qui pénètre sous forme de prolongements nombreux
dans les fentes nouvellement formées.

Les modifications des autres membranes et du tissu qui les
entoure sont bien moins marquées, mais partout les cellules
infiltrées présentent une tendance notable à se transformer en
tissu conjonctif jeune.

### OBSERVATION V.

M. ..., rentier, âgé de quarante-huit ans, au mois de septembre 1888, vingt jours au moins après le dernier coït, s'aperçoit d'une ulcération sur les organes génitaux, suivie au bout d'un mois et demi d'une éruption sur tout le corps et d'un mal de gorge. Il entre au mois de novembre à la clinique du professeur Tarnowsky.

Etat actuel : Traces à peine visibles de la sclérose dans la rainure du gland. Le palper, permet de constater dans le tissu cellulaire sous-cutané de la face dorsale de la verge, un cordon mince de la grosseur d'une aiguille à tricoter.

Le malade raconte que ce cordon était plus gros auparavant et occasionnait un peu de douleur pendant l'érection, mais qu'ensuite, il a diminué peu à peu. Le cordon commence près de la rainure, monte dans le tissu cellulaire de la face dorsale de la verge, jusqu'au pubis, où il se perd dans le tissu cellulo-adipeux. Les ganglions inguinaux sont durs et engorgés. La peau du corps est couverte de taches pigmentaires, traces des syphilides papuleuses. Avec le consentement du malade, une petite partie du cordon fut excisée.

#### *Examen microscopique*

Un vaisseau assez gros traverse le tissu conjonctif. La tunique se dessine très nettement, et on voit bien les éléments musculaires lisses à trois directions différentes : longitudinale, oblique et transversale. Cette structure de la musculaire nous suffit pour reconnaître une veine dans le vaisseau décrit. La tunique interne présente un épaississement très irrégulier ; elle s'enfonce sous forme de bande dans la lumière de la veine, ce qui lui donne un aspect très varié. Son tissu est composé de faisceaux de tissu conjonctif, jeune, entre lesquels passent des vaisseaux fortement rétrécis. La lumière de la veine n'est pas obstruée et est tapissée de cellules endothéliales. Les tuniques musculaires et externes n'ont subi presque aucune modification ; on y rencontre seulement, par place, des éléments granuleux.

Le tissu qui les entoure est composé de gros faisceaux de tissu conjonctif, traversé par des fibres de tissu conjonctif. Le

tableau que nous venons de décrire présente déjà la dernière
période du processus pathologique qui se passe dans le tissu
du cordon.

La lumière du vaisseau est redevenue perméable; une partie
de l'infiltration cellulaire des parois des vaisseaux et du tissu
périvasculaire se dissocie, une autre s'est transformée en tissu
conjonctif jeune, ce qui fait que le cordon devient à peine perceptible au toucher, ne se manifestant que par une consistance
un peu plus compacte.

En réunissant tous les faits qui se rapportent aux modifications
du tissu du cordon, nous pouvons suivre les différentes périodes
du développement de l'endophlébite ainsi que sa terminaison ;
quant au tissu périvasculaire, on y trouve une inflammation
chronique se manifestant sous forme d'une infiltration cellulaire,
dont les éléments se transforment en jeunes éléments du tissu
conjonctif.

Si nous allons comparer à présent nos observations anatomo-
pathologiques aux descriptions de la même question données
par les auteurs, nous trouvons une contradiction apparente qui
ne peut être expliquée que par ce fait que ces auteurs, en obser-
vant le cordon, aux différentes périodes de développement du
processus pathologique, ont eu évidemment des préparations
microscopiques différentes.

L'influence de la syphilis sur le système circulatoire est
démontrée actuellement par une quantité de faits les plus exacts,
et, c'est encore Ambroise Paré, qui a découvert une certaine re-
lation entre les anévrysmes et la syphilis. Lancisi rapporte une
observation clinique d'un anévrysme complètement guéri par le
traitement mercuriel. Morgagni parle des modifications de petits
vaisseaux sanguins dans le cours de la syphilis. Une série d'étu-
des de Wirchow (1), Lancereaux (2), Zeissl (3), Oedmanson (4),
Heibner (5), Baumgarten (6), et d'autres, a montré le rôle

1. Geschwülste. Bd. II.
2. *Gaz. des hôpit.* 1876.
3. Wiener médec. Blätter, 1879.
4. Virchow's und Hirch's Jahresber. 1869.
5. Die luetische Erkrankung der Hirnarterien. Leipzig, 1874.
6. Arch. d. Heilkunde. 1875.

énorme que joue la dyscrasie syphilitique dans l'étiologie des lésions vasculaires. Les travaux concernant les maladies des artères survenant sous l'influence de la syphilis sont très nombreux, tandis que les modifications des veines, se produisant dans les mêmes conditions, sont encore jusqu'aujourd'hui très peu étudiées. Lancereaux (1), par exemple, nous dit, dans son « Traité d'anatomie pathologique » : La syphilis, qui localise spécialement ses effets sur le système lymphatique, affecte peu le système veineux ; aussi la phlébite syphilitique est-elle une affection des plus rares. »

En effet, comment expliquer ce fait, que la syphilis qui exerce une action si grave sur les artères, attaque si rarement les veines ? On est amené à penser que ceci est dû, peut-être, au manque d'observations relatives à cette question, et, pour notre part, nous croyons cette explication très probable. Langenbeck (2), du moins, le confirme en rapportant plusieurs cas de sa pratique. Voici ce que nous dit ce chirurgien émérité :

« An den Venen scheinen Gummigeschwülste von grösserem Umfange bis jetzt nicht beobachet zu sein, und auch von der diffusen gummösen Phlebitis liegen nur wenige Beobachtungen vor, was um so mehr auffallen kann, als die Venen doch weit mehr obliterirenden Entzündungen unterworfen sind, wie die Arterien. »

Dans un cas on a enlevé une tumeur, prise pour un cancer, et après l'extirpation on dut reconnaître que ce n'était qu'une simple gomme développée dans les parois des veines.

« La tumeur extirpée, dit Langenbeck, présentait à la coupe un tissu compact, peu vasculaire, de couleur jaune-grisâtre. Il n'y avait pas de pus à la pression. Les tuniques veineuses étaient encore faciles à distinguer, mais elles sont devenues si fragiles, qu'au moindre effort pour les séparer de la tumeur, elles se déchiraient. Il existait en plus un thrombus décoloré, adhérent au tissu sous-jacent et faisant corps avec la membrane veineuse. »

Dans un autre cas, Langenbeck a extirpé une tumeur de la région inguinale, qui plus tard fut reconnue pour une gomme de la veine fémorale : « les membranes (de la veine) étaient

1. Lancereaux : « Traité d'anatomie pathologique. » 2 volumes, 1879-1881.
2. Langenbeck. Arch. klinische chirurgie. 1881.

minces, fragiles, et à l'intérieur était situé un thrombus décoloré. »

Edward Healem Greenchow (1) a rapporté l'observation d'un malade qui avait des gommes des muscles de la bouche et présentait en même temps une inflammation syphilitique des veines superficielles des deux extrémités inférieures. Au point de vue clinique, l'affection s'est manifestée sous forme de cordons durs, sensibles, qui partant de la jambe allaient le long de la cuisse en se dirigeant vers les ganglions inguinaux dont le gonflement était considérable. Toutes ces lésions disparurent sous l'influence du traitement spécifique.

Schuppel (2) rapporte trois cas de modification gommeuse de la veine-porte, chez des nouveau-nés. Deux de ces enfants étant nés avant terme, de mères syphilitiques, moururent quelques jours après la naissance.

A son entrée dans le foie, la veine-porte présentait un cordon d'une épaisseur d'un centimètre dont la lumière était tellement rétrécie qu'elle laissait passer à peine un crin. Le tissu voisin était également atteint.

Un travail qui présente pour nous un grand intérêt est la communication de Charles Huber (3) sur l'endophlébite et endartérite diffuses, qui se caractérisaient par la calcification des vaisseaux. Chez une fille publique, six mois après l'infection syphilique, apparut un œdème des pieds, suivi d'hydropisie générale. L'urine est devenue foncée et contenait de l'albumine et, périodiquement, des cylindres hyalins. Peu de temps après survint un affaiblissement de l'action du cœur, suivi de mort. A l'autopsie on constata une dégénérescence amyloïde des organes parenchymateux et de vastes lésions du côté des vaisseaux. On remarquait sur la tunique interne de toutes les artères, à l'exception du tiers supérieur de l'aorte resté normale, de petits épaississements de dimensions d'une lentille de 2 à 3 millimètres de diamètre, de couleur blanche ou jaune.

Ces plaques, disséminées d'abord, se confondent ensuite en formant sur le trajet du vaisseau, des masses de plus en plus serrées, surtout marquées au niveau des bifurcations des vais-


1. Edward Healem Greenhow : Transact. of. the. clin. soc. 1873.
2. Schuppel. Arch. f. Heilkunde. 1870.
3. Charl. Huber. Virch. Arch. 1880.

seaux. Ces foyers devenaient compacts, calcaires dans les por-
tions supérieures de l'artère crurale. Ces épaississements se
confondaient, par place, en formant des masses qui soulevaient
la tunique interne et rétrécissaient de cette façon le calibre des
vaisseaux.

Les petites artères musculaires étaient transformées en
tubes calcaires, pourvus d'ectasies, tantôt complètes, tantôt
incomplètes. Dans certains points, la lumière des vaisseaux était
obturée par des trombus. On trouvait des épaississements semblables dans la tunique interne, de grosses veines des extrémités
supérieures et inférieures, mais les modifications les plus accen-
tuées étaient trouvées sur la tunique interne des artères pulmo-
naires. La veine-porte présentait, dans certains endroits localisés,
ces mêmes épaississements. On voyait également ces plaques
calcaires sur le trajet des vaisseaux veineux, mais elles étaient
plus prononcées sur les parois de petites veines.

Ces épaississements présentaient, sous le microscope, l'infiltration de la tunique interne par des cellules arrondies et ovoïdes
ayant déjà subi, dans certains points jaunes, une dégénérescence
graisseuse et nécrobiotique.

L'endothélium n'est pas modifié. La tunique musculaire n'est
infiltrée d'éléments cellulaires ronds que dans les points qui
présentent des épaississements très accentués des parois de veines,
l'adventice du reste n'est presque pas touchée par le processus : on
y trouve par place des amas de cellules rondes.

C'est encore la tunique interne qui subit les modifications les
plus importantes dans le processus de calcifications. Elle est
fortement dilatée et présente dans les points atteints une masse
amorphe, d'une coloration blanche, entourée de la tunique
moyenne dont les limites sont bien marquées. Cette dernière
est comprimée et dans plusieurs endroits ses éléments sont infiltrés de sels calcaires. L'adventice est très peu affectée.

Lang (1) a observé à sa clinique, un cas de phlébite des deux
veines saphènes, développée chez le malade dans le courant du
sixième mois après l'infection. Ce malade, atteint de plaques
muqueuses aux amygdales, de psoriasis palmaire, et d'une ro-

---

1. Lang. Lectures sur la thérapie et la pathologie de la syphilis, trad. de l'allemand par le Dr Feinberg, 1885.

séole qui a récidivé, vit apparaître des cordons indurés, bosselés, de l'épaisseur d'une plume d'oie, qui cheminaient dans le tissu cellulaire sous-cutané, le long de la jambe et de la cuisse jusqu'au trou ovale. Le traitement mercuriel fit disparaître définitivement les deux cordons.

Odmanson (1) et Winkel (2) en examinant les os des enfants syphilitiques mort-nés ont trouvé, entre autres choses, des modifications spécifiques de la veine ombilicale, caractérisées par une sténose qui a causé, d'après ces auteurs, la mort du fœtus. Oedmanson dit que le caractère de l'affection veineuse se rapproche des processus athéromateux.

Birch-Hirschfel (3), en examinant dans les mêmes conditions la veine ombilicale, soutient que ce processus *sui generis*, est caractéristique pour la discrasie syphilitique et bien différent de celui de l'artérite vulgaire.

L'auteur dit, en parlant de la tunique interne épaissie, que dans certains points on voyait des amas abondants de cellules rondes et fusiformes, tandis que dans d'autres, le tissu présentait l'aspect de tissu conjonctif distinct.

Dans l'adventice, dans les endroits qui correspondaient aux épaississements de la tunique interne, on trouvait des cellules lymphoïdes. On n'observait nulle part de dégénérescence, ni graisseuse, ni calcaire. Les veines ombilicales présentaient les mêmes modifications.

Il résulte des données que nous venons de rapporter que le système veineux est atteint au même titre que les vaisseaux artériels. Les opinions, qui existent dans la littérature sur les modifications qui se produisent dans les vaisseaux sanguins sous l'influence de la syphilis, sont loin d'être concordantes. Nombre d'auteurs comme Hubner, Birch-Hirschfeld et d'autre, trouvent que c'est la tunique interne qui est le foyer primitif de l'affection ; ses végétations contribuent à l'épaississement des parois et plus tard à l'oblitération complète du vaisseau. D'autres, parmi lesquels il faut citer Lancereaux, Baumgarten, considèrent les modifications de l'adventice, comme

1. Virch. u. Hirch's Iahresber, 1869.
2. Berichte und Studien aus d. Kgl. sächs. Entbindunginst. 1874.
3. Birch. Hirschfeld. Arch. f. Heilkunde. 1875.

le commencement du processus, tandis que l'épaississement de la tunique interne ne serait que la lésion consécutive.

En tout cas, nos connaissances sont si peu avancées en ce qui concerne l'influence de la syphilis sur le système circulatoire, que nous ne pouvons encore dire au juste quelles sont les modifications qui ne se manifestent que dans le cours de la syphilis. Zigler (1) dit : « dans un cas donné il faut attribuer bien plus d'importance aux rapports macroscopiques qu'au tableau microscopique. Le diagnostic est certain lorsqu'on peut constater l'existence d'autres affections syphilitiques. »

Il n'existe pas encore dans l'histologie, des données positives permettant de résoudre cette question difficile.

Avant de terminer notre travail, nous voulons présenter les conclusions suivantes :

1° Le cordon sensible au palper, pendant la durée de la sclérose primitive, ne peut pas être considéré comme l'inflammation d'un seul vaisseau lymphatique.

2° Le cordon présente des modifications de la veine sous-cutanée, ainsi que du tissu cellulaire perivasculaire

3° Le caractère du processus qui se passe dans le tissu du cordon est analogue à celui de la sclérose primitive, car l'infiltration cellulaire a la même tendance de se transformer en jeunes éléments de tissu conjonctif

4° Nous avons affaire à l'endo et pérphlébite syphilitiques.

5° Le cordon présente le premier symptôme de l'affection du système circulatoire, chez les sujets, atteints de syphilis.

6° L'épaisseur différente des cordons dans les mêmes périodes de développement dépend du nombre de veines sous-cutanées (et du tissu cellulaire périvasculaire), atteintes par le processus.

Ainsi, en réunissant toutes les observations que nous avons rapportées, nous arrivons à une conclusion très importante au point de vue pratique, à savoir que l'extirpation du chancre dur est peu rationnelle, lorsqu'on se propose de faire avorter, par cette opération, l'évolution ultérieure de la maladie.

Une fois que le virus syphilitique pénètre si rapidement dans les voies sanguines, il est bien naturel de considérer le chancre

1. Zigler. Manuel de l'anatomie pathologique, traduit. de l'allemand par le Dr Werbitsky, 1886.

dur, comme la première manifestation de l'infection générale de l'organisme par la syphilis.

Les préparations microscopiques ont été examinées par les pro fesseurs N. Iwanowsky, B. Tarnowsky et le docent N. Ouskow.

En terminant notre travail, nous exprimons toute notre gratitude à l'honorable professeur **B. Tarnowsky,** pour le sujet de notre travail, ainsi que pour l'enseignement dont nous avons profité, tout le temps que nous avons eu l'honneur de lui être attaché en qualité d'ordinateur.

Nous sommes heureux d'exprimer ici nos remerciements les plus profonds, au docent Ouskow pour les conseils précieux, qu'il ne ménage pas à tous ceux qui travaillent sous sa direction.

---

### Propositions.

1. Les préparations de bromure de quinine, employées intérieurement font disparaître rapidement tous les symptômes de l'iodisme.

2. Les vieillards ne doivent pas être soumis aux injections sous-cutanées de préparations hydrargyriques, solubles et insolubles, à doses élevées.

3. Les eaux minérales sulfureuses ne trouvent pas d'indications thérapeutiques dans le traitement de premières manifestations de la syphilis (1).

4. Quelles que soient les injections uréthrales, elles ont toujours une influence nocive sur la période aiguë de l'uréthrite.

5. La chrisorobine est un des meilleurs remèdes nouveaux contre le psoriasis vulgaire.

6. Les préparations iodiques contribuent à débarrasser très rapidement l'organisme du mercure.

1. Journal de la troisième assemblée de la société des médecins russes en mémoire de Pirogoff de 1888; traité de l'auteur: « Sur l'influence défavorable des eaux sulfureuses de Piatigorsk sur plusieurs formes de la syphilis en période secondaire. »

# EXPLICATION DES FIGURES.

Table 1, cas 1.

*A* — Thrombus.
*B*. — Dégénérescence hyaline de l'endothelium.
*C* et *D*. — Tunique interne.
*E*. — Tunique musculaire.
*G*. — Tunique externe.
*H*. — Coupe transversale du Faisceau nerveux.
*K*. — Coupe oblique des fibres musculaires.
*Figures* 1 et 2. — Vaisseau lymphatique et veine sous-cutanée.

Table 2, cas 2.

*A*. — Coupe transversale d'une veine.
*B*. — Disposition concentrique des fibres du tissu conjonctif.
*C*. — Coupe transversale d'une artère.

Cas 3.

*A*. — Tunique interne infiltrée (veine.)
*B*. — Tunique musculaire d'une veine.
*C*. — Tissu de l'adventice.
*D*. — Coupe longit. d'un capillaire.

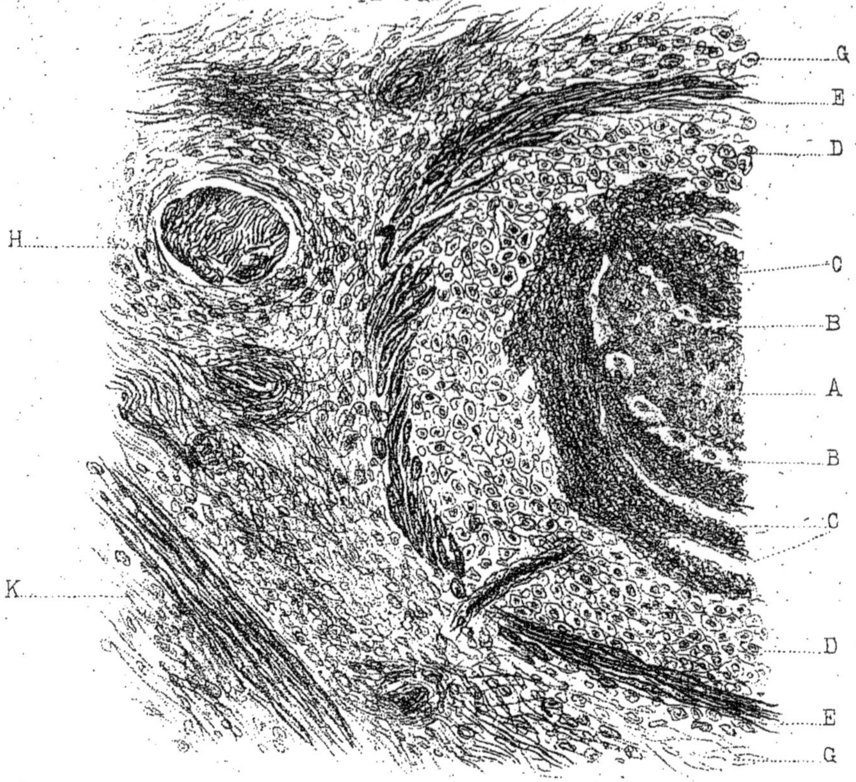

1er Cas
Tabl.
G
E
D
H
C
B
A
B
C
K
D
E
G
Fig 1
Fig 2
L
V
L
L
R.F

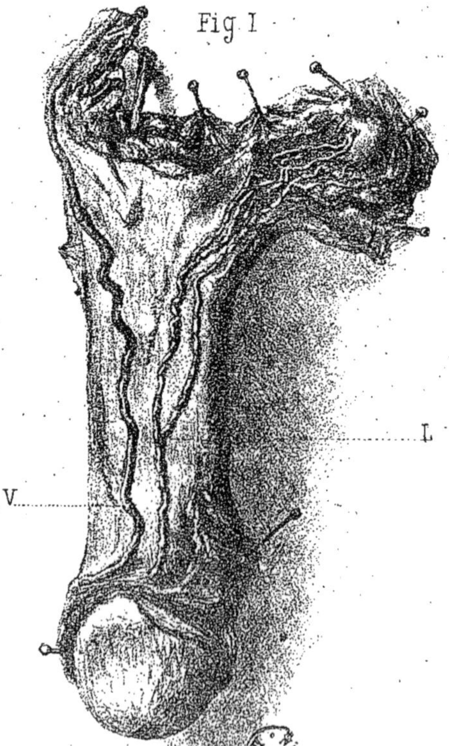

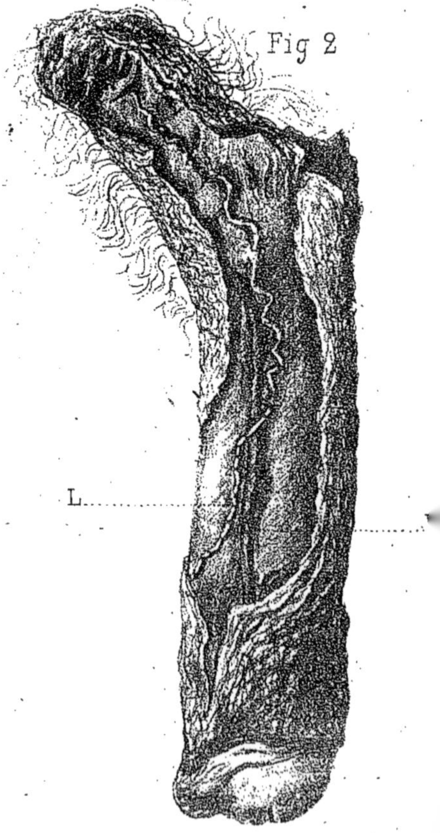

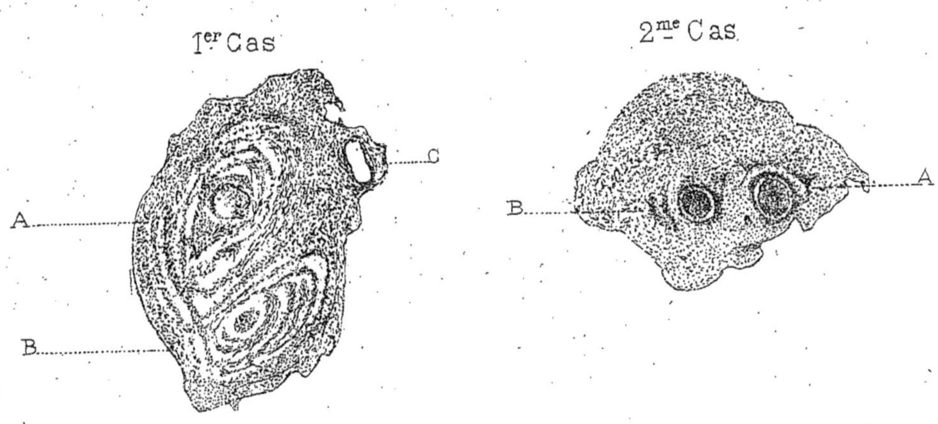


1er Cas
2me Cas.
A
B
C
A
B


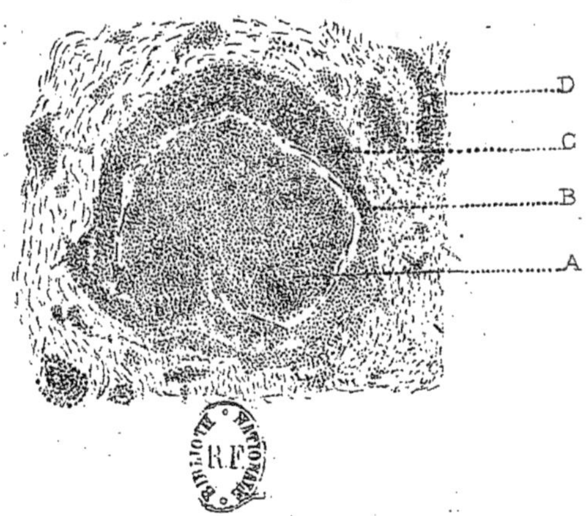


3ème Cas.
D
C
B
A

9 782019 277611